DU CHOLÉRA,

DES CAUSES QUI LE PRODUISENT

ET DU

TRAITEMENT A SUIVRE

POUR COMBATTRE CE FLÉAU,

Par Jean GONSALEZ, Officier de Santé á Palalda.

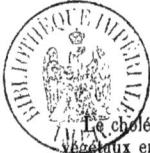

CHAPITRE 1er. — *Du Choléra.*

Le choléra est un poison corrosif qui se forme des émanations provenant des végétaux en putréfaction et autres matières combinées par l'action du calorique. Les effets du choléra sont en raison directe de l'intensité des matières qui le produisent et de la prédisposition des organes qu'il attaque. Le choléra est exotique ou indigène. Tout le monde sait que le choléra exotique est originaire de l'Asie ; néanmoins cette maladie peut se former dans d'autres pays où l'action du calorique n'est pas aussi intense ; mais il est certain et prouvé par l'expérience que, dans ce cas les effets du choléra sont bien loin d'être aussi meurtriers que dans les pays où la chaleur est excessive. Le choléra nous attaque directement ou indirectement, et il faut un concours de beaucoup de circonstances pour seconder son invasion ; la plus importante, ainsi que nous l'avons déjà dit, est l'action du calorique, car sans ce grand agent le venin corrosif ne descendrait point sur notre terre des régions élevées où il se trouve. Il arrive bien souvent qu'une colonne atmosphérique est chargée de poison, et les vents nous la transportent avant qu'elle soit rendue à sa haute région : c'est alors que nous sommes attaqués directement par le choléra. Le choléra nous attaque indirectement quand, étant parvenu dans les nuages, il nous tombe en forme de rosée, en forme de pluie ou par le moyen d'une colonne atmosphérique condensée. Le choléra fait son invasion par la voie de la respiration, par la voie de l'absorption et par celle de l'alimentation. Le choléra par respiration et absorption est plus actif que le choléra par alimentation, parce qu'il est transporté plus directement à la masse du sang et les principaux nerfs organiques sont plus rapidement attaqués. Le choléra par alimentation ne peut produire son effet meurtrier qu'après que les alimens qui le contiennent ont subi les quatre fonctions nécessaires à la nutrition.

CHAPITRE 2ᵉ.

Causes du choléra et indications pour prévenir et arrêter ses effets.

Non est effectus sine causâ et sublata causa tollitur effectus.

Le monde n'est plus dans son équilibre; l'homme, tout en cherchant à se créer un bien-être, n'a fait qu'abréger le cours de sa vie. C'est lui qui, pour satisfaire ses désirs et son ambition sans bornes, a renversé le grand ouvrage du Créateur en réduisant les élémens dans un état déplorable. Nous allons trouver cette vérité dans l'harmonie qui existait, entre l'eau, l'atmosphère, le végétal et l'animal; et je puis affirmer que l'homme n'est rien sans l'ordre affinitif et normal de ces élémens. Pour que la nature soit en équilibre, il faudrait que la végétation fût dans son état primitif; on ne le verra point tant que les pluies ne seront pas régulières et l'eau de bonne qualité; aussi il arrive malheureusement, ou que des pluies torrentielles ravagent le pays, ou qu'une grande sécheresse anéantit presque la végétation, et de là ces cruelles épidémies qui sévissent constamment. Certes il existe une cause de ce grand désordre; cette cause on ne peut la trouver que dans le déboisement général, et, en effet, les arbres réunis forment une espèce de bluteau à travers duquel l'atmosphère la plus impure peut devenir de meilleure qualité. En outre, les arbres réunis absorbent aussi de l'atmosphère et des nuages, à manière d'éponge, l'eau qui leur est indispensable; et de même que les paratonnerres, attirant petit à petit l'électricité, empêchent les nuages d'occasionner des explosions violentes, de même les arbres attirent insensiblement les nuages et les privent de fondre en trombes et de nous transmettre des matières nuisibles. Pour bien comprendre mon idée, il faut contempler la végétation dans son ordre respectif. Nous avons les arbres à haute futaie, les arbres d'une moyenne grandeur, les arbrisseaux, les arbustes et tant d'autres petites plantes douées d'une influence extraordinaire; prévoyance sublime du Créateur qui n'omit rien pour mettre notre existence à l'abri de tout évènement atmosphérique! Il est aisé de concevoir que plus l'arbre est grand et touffu plus son attraction est puissante; les autres arbres, ainsi que toutes les autres plantes, sont les auxiliaires des grands arbres, c'est-à-dire qu'en raison directe de leurs facultés ils contribuent aussi à enlever de l'atmosphère et des nuages tout ce qui pourrait nous porter atteinte. Ainsi donc, plus un bois est fourni et plus sa force d'absorption est grande; car si une colonne atmosphérique ou quelque nuage chargés de matières nuisibles s'abattent sur un pareil bois, comme sa résistance sera supérieure à l'invasion, les réservoirs qui contiennent le poison seront purifiés sans que pour cela les arbres en éprouvent le résultat le moins fâcheux. Ma pensée sera facilement comprise si on examine ces animaux doués des organes digestifs les plus robustes, qui digèrent sans efforts les substances les plus indigestes et composées quelquefois même de principes vénéneux; tandis qu'on voit d'autres animaux dont les mets les moins indigestes sont presque pour eux un poison. Voilà ce qui arrive précisément aux organes végétaux, c'est-à-dire qu'il faut toujours que la résistance de l'appareil digestif des arbres puisse surmonter l'intensité du venin pour qu'ils soient à l'abri des maladies. Les petites plantes donnent aussi l'oxigène en quantité relative à leurs facultés; mais du moment que les grands arbres sont détruits , ces frêles végétaux sont facilement attaqués et corrompus par les miasmes dangereux. Voulez-vous respirer une atmosphère pure? Faites que les forêts soient plus respectées. Nous avons vu beaucoup d'arbres fruitiers attaqués par la maladie; le chêne même, si robuste, a dû sentir l'influence de l'épidémie; certains de ces arbres ont résisté, mais d'autres ont dû succomber à la force du mal. Il s'ensuit donc que par le manque des grandes forêts l'atmosphère sera impure dans certaines saisons, et que par conséquent la végétation ne pourra que nous donner les produits malfaisans des maladies dont elle se trouve atteinte.

Que sont devenues ces grandes forêts de chênes, de hêtres , d'ormes et autres arbres qui purifiaient le sang de nos ancêtres et leur fesaient reculer bien loin le terme de leur carrière ? Ah ! ils ont été inconsidérément renversés pour une passagère spéculation. Voulez-vous repousser ou paralyser au moins le terrible fléau ? Arrêtez de suite les dangereux défrichemens et faites planter incessamment ces arbres précieux; recouvrez les montagnes de ses enfans chéris et vous sentirez alors les effets bienfaisans de ces grands appareils. Il est certain et prouvé par des expériences assidues que les arbres d'influence anti-cholérique , et qui donnent l'oxigène en plus grande quantité, sont les ormes, les chênes et les hêtres; ces derniers l'emportent même sur les deux autres. Il y a beaucoup d'autres arbres qui ne se plaisent qu'aux lieux très-humides et qui sont doués de la même faculté , tels sont les frênes , les aulnes et les peupliers. Les buis, les genêts et presque toutes les autres plantes contribuent aussi à la purification de l'atmosphère d'après leur force spécifique. Rappelez-vous donc que le manque des forêts est la cause que le choléra exotique s'introduit facilement dans nos pays. Le manque des forêts est la cause que les nuages conservent le poison épidémique, et que l'atmosphère n'est pas toujours propre à notre sanguification , puisqu'elle ne reçoit point de ces arbres précieux l'oxigène indispensable. Le manque des forêts est encore la cause des fréquentes inondations et des sécheresses. Le manque des forêts est enfin la cause des terribles chaleurs , parce que les rayons solaires , au lieu d'être modifiés par les feuillages , sont réfractés avec toute l'intensité du calorique , et, par de pareilles réfractions, les diverses matières végétales, animales et minérales sont évaporées et chimiquement combinées dans l'atmosphère en état de porter et la douleur et la mort au gré des vents.

CHAPITRE 3e.

Suite des instructions sur les causes occasionnelles du choléra et moyens à employer pour en prévenir l'invasion.

Je crois avoir suffisamment démontré au chapitre précédent les causes qui favorisent le développement du choléra; ces causes, on ne peut les trouver que dans le déboisement des forêts; en conséquence, tant qu'on verra les montagnes privées des arbres qui, tout en fesant leur ornement et nos richesses, nous renvoyaient l'air le plus pur, nous serons constamment exposés à des contagions plus ou moins sérieuses. On ne saurait donc trop encourager le système de plantation d'arbres de toute nature et proscrire absolument le défrichement des bois.

Il est certain que pendant l'hiver les matières susceptibles de produire une contagion quelconque sont déposées sur la terre, et que ces matières ne sont évaporées et transportées dans les nuages qu'aux époques des fortes chaleurs, et comme les nuages sont à la disposition des vents et du calorique, ils ont lieu de se traîner parfois sur les montagnes avant qu'ils aient pu déposer, sur un pays quelconque, les matières nuisibles dont ils sont chargés. C'est pourquoi si les montagnes sont dépourvues de leurs arbres nécessaires pour absorber, des nuages qui s'y reposent presque toujours, les matières nuisibles dont ils sont imprégnés, il est certain que dans ce cas ces mêmes matières nous seront renvoyées et déposées par ces nuages, soit par des colonnes atmosphériques condensées, soit par une rosée ou une pluie; et c'est dans ces circonstansces que nous sommes sous l'influence épidémique. Les observations consciencieuses auxquelles je me suis livré ne me permettent plus de douter que l'invasion du choléra dans nos pays n'est donc due, en grande partie, qu'au déboisement général des montagnes; mais comme il ne suffit point d'avoir trouvé la cause du mal pour en arrêter les effets, je me suis aussi appliqué, avec toute la persévérance dont je puis être capable, à chercher les moyens de se prémunir contre ce terrible fléau, à l'époque de son invasion, comme aussi de soulager ou de guérir les personnes qui en sont malheureusement atteintes.

ARTICLE 1ᵉʳ.

Précautions à prendre contre l'invasion du choléra par absorption et respiration.

Les personnes qui voudront se prémunir contre l'influence épidémique devront prendre les précautions suivantes aussitôt que cette influence se fera sentir dans leur pays. Elles devront constamment, et tant que durera cette influence, faire usage de bas de laine, de gilets de flanelle, de caleçons de laine, le tout appliqué sur la peau; leurs habillemens extérieurs doivent être aussi d'une étoffe de laine. Tous ces habillemens doivent être portés même aux époques des plus fortes chaleurs. Tous les matins, et avant de quitter son appartement, on se lavera les mains et le visage avec de l'eau dans laquelle on aura étendu quelques gouttes de vinaigre ou d'eau sédative. On évitera, autant que possible, de se coucher dehors et la nuit plus que le jour; comme aussi on évitera de faire le moindre repas en plein air. Avant de quitter sa maison, il sera toujours bon de rafraîchir les mains et le visage avec l'eau ci-dessus indiquée. En prenant ces diverses précautions on ne sera pas aussi exposé à être atteint du choléra par absortion et respiration.

ARTICLE 2ᵉ.

Des précautions à prendre contre le choléra par alimentation.

Le choléra qui nous attaque par la voie de l'alimentation demande aussi pour le prévenir, bien que ses effets ne soient pas aussi prompts, l'observation rigoureuse des règles hygiéniques suivantes. On pourra faire usage de toutes sortes de viandes pourvu qu'elles soient bien assaisonnées et bien cuites; on se privera cependant de manger du porc et surtout de cette viande fraîche; les viandes rôties ou grillées seront préférables aux viandes à la sauce. Un bon potage contribuera beaucoup à tenir les organes digestifs dans un bon état de résistance en cas d'invasion. Les repas du soir seront aussi légers que possible. Tous les mets quelconques seront très-peu épicés, on en bannira le poivre d'une manière absolue; en un mot, on doit bien se persuader que l'usage de toute nourriture irritante seconderait le mal en cas d'invasion. On évitera surtout les excès de toute nature , car il est bien aisé de comprendre que lorsqu'on se trouve sous l'influence d'une épidémie, il est bien plus facile de résister au mal s'il vient vous surprendre , si vos organes se trouvent dans leur état normal que s'ils sont au contraire affaiblis ou énervés par des excès de quelque nature que ce soit. Beaucoup de gens se sont abstenus de manger des légumes et des fruits lors de la dernière invasion du fléau épidémique dans nos contrées , persuadés que ces alimens étaient en quelque sorte le provocateur du mal.

Nous ne partageons pas entièrement cette manière de voir. Il est vrai de dire pourtant que, pendant le temps d'une influence épidémique, alors surtout que les organes digestifs doivent constamment conserver toute la force et l'élasticité qui leur sont propres, toute espèce de crudité pourrait, à un moment donné, porter atteinte ou être contraire à l'action de ces organes; néanmoins nous sommes convaincus qu'on peut faire un usage modéré, non-seulement de légumes bien cuits, mais même des fruits de toute nature , pourvu toutefois qu'on ait bien soin d'en détacher la pélicule ou la rejeter suivant la nature du fruit. Une autre observation très-importante à faire sera de choisir les légumes et les fruits entièrement sains et de rejeter sans considération tous ceux qui présenteraient le moindre caractère de maladie. On sera très-modéré pour l'usage des boissons de toute nature ; mais on sera très-sobre de toute liqueur alcoolique. L'usage modéré du café, surtout après les repas, et notamment pour les personnes qui en ont l'habitude, peut contribuer à une bonne digestion, quoique nous préférerions l'usage de l'infusion du thé ou de la fleur de tilleul, dans laquelle on peut étendre quelques gouttes de bonne eau-de-vie.

ARTICLE 3e.

Instructions générales pour les articles précédens.

Indépendamment des règles hygiéniques que nous venons de tracer et dont nous réclamons impérieusement l'observation, si on ne veut pas se trouver exposé à être, à chaque instant, atteint du terrible fléau, il en est d'autres dont l'observation n'est pas moins importante et qui sont soumises aux diverses influences de la température; ainsi, il faut, autant que possible, éviter de sortir, pendant que l'atmosphère est très-condensée ou qu'elle est humide, comme aussi on évitera de s'exposer au grand air, quand les vents du midi et du couchant soufflent, et enfin les heures les plus propices pour sortir dehors sont, depuis le lever jusqu'au coucher du soleil. On tiendra constamment son habitation dans un état de propreté le plus satisfaisant; on arrosera, de temps en temps et à l'époque des plus fortes chaleurs, les appartemens avec de l'eau fraîche, dans laquelle on étendra quelques gouttes de vinaigre ou d'eau sédative. On aura soin de bien fermer les fenêtres des divers appartemens et de les ouvrir pendant quelque temps au lever et au coucher du soleil.

Telles sont les règles hygiéniques qu'il faut sagement observer pendant tout le temps de l'influence épidémique; mais malheureusement, et malgré l'observation rigoureuse de ces règles, on n'est pas toujours à l'abri du terrible fléau, surtout quand on est obligé d'habiter un pays qui ne se trouve pas dans les conditions nécessaires pour arrêter le venin voyageur; et nous ne saurions trop le répéter, tous les pays qui se trouvent privés de leurs forêts et de leurs grandes plantations d'arbres sont et doivent être plus exposés à l'invasion du choléra; car il est certain que les maladies épidémiques sont bien rares dans les populations voisines de ces montagnes couvertes de leurs forêts et d'une riche végétation. De la même manière que le vent transporte à la végétation le produit réproductif et lui transmet le poison exotique, de même cette végétation est en proie à de graves maladies par l'infection indigène, du moment que cette infection n'a pas pu être absorbée par une puissante végétation. Que doit-il donc arriver si cette végétation n'a pas assez de puissance pour s'emparer des exhalaisons méphitiques? Rien autre qu'un grand désordre. Le fœtus a une mère pour se débarrasser du sang et des matières qui l'étoufferaient; la terre a une mer pour se débarrasser de l'eau qui l'inonderait; mais l'atmosphère et les nuages n'ont plus les forêts pour y déposer les matières nuisibles dont ils sont chargés. Rien ne se perd dans la nature, ni les exhalaisons animales, ni les émanations végétales et minérales; tout aboutit à l'atmosphère et en conséquence aux nuages; et ces importans élémens de notre vie, ne trouvant plus de mère pour se débarrasser de toutes les matières nuisibles, déposent enfin ces matières sur la terre; et, dans un temps donné, celles-ci donnent naissance au fléau qui vient nous moissonner.

CHAPITRE 4e.

Instruction préliminaire pour le traitement des cholériques.

Dans mes recherches et mes explorations j'ai reconnu et trouvé des traces d'un poison corrosif sur les végétaux; les mêmes traces de ce poison je les ai aussi remarquées sur les malades atteins par le choléra; en conséquence, et partant de ces appréciations consciencieuses, je puis affirmer que le traitement que je donne au public doit produire les effets et les résultats les plus satisfaisans; du moins le succès que j'ai obtenu jusqu'à ce jour en est une garantie incontestable. Ainsi, la saignée que j'ai pratiquée chez presque tous les malades atteints du choléra auprès desquels j'ai été appelé, m'a donné des preuves positives de la présence d'un poison corrosif, puisque le sang était toujours violacé, noirâtre et même carbonisé; la crispation ou la désorganisation des pores par où le choléra fait son invasion quand il attaque par la voie de l'absorption, de même que les ravages qu'il occasionne dans tous les cas à la membrane muqueuse du canal alimentaire, sont encore autant de preuves de la présence d'un poison des plus actifs qui, seul, est la cause du désordre que l'on remarque dans toute l'économie du cholérique. Or, pour combattre ce cruel ennemi, il fallait trouver les moyens de l'expulser, de calmer les douleurs et de réparer les ravages qu'il occasionne. Nous allons expliquer au chapitre suivant les divers moyens que nous avons employés pour arriver à ce résultat.

CHAPITRE 5e.

§ 1er. — Des Remèdes expulsifs.

Les remèdes expulsifs qui m'ont paru les plus actifs sont : la saignée, les vomitifs, les purgatifs, les lavemens et les sudorifiques.

§ 2e. — Des Calmans.

Les calmans les plus convenables sont : la graine de lin, la camomille, le thé indigène, les têtes de pavot et le laudanum.

§ 3e. — Des Correctifs.

Les correctifs sont : la graine de lin, la mauve, la guimauve et la pariétaire, que l'on emploiera pour les lavemens et pour les compresses sur le ventre du malade ; pour les tisanes, on se servira de l'orge, du riz, du gruau et du citron.

§ 4e. — Des Remèdes révulsifs.

Ces remèdes qui servent le plus souvent à favoriser l'action des remèdes indiqués aux paragraphes précédens, consistent en sinapismes de moutarde, vésicatoires et frictions avec le vinaigre ; mais il ne faut pas perdre de vue que, quoique ces remèdes ne doivent être employés, ainsi que nous l'avons déjà dit, que pour favoriser l'action des autres remèdes, ils doivent néanmoins être pris avec beaucoup de précaution et mesure ; car il ne faut pas se dissimuler que notamment les sinapismes de moutarde produiraient des conséquences fâcheuses si on ne les enlevait pas en temps opportun ; et l'attention et la surveillance de l'homme de l'art ne sauraient être assez rigoureuses à ce sujet.

Des effets que produisent l'application et l'usage des remèdes que nous venons d'énumérer.

ARTICLE 1er. — De la Saignée.

La saignée est un des remèdes par excellence contre le choléra, surtout quand l'invasion a été faite par l'inspiration et l'absorption. Elle agit en pareil cas comme un puissant expulsif, puisqu'elle pousse la nature à de grandes sueurs et à des vomituritions abondantes ; et c'est précisément par ces conséquences que le poison rongeur est expulsé. Il arrive souvent après la saignée une réaction telle que, si elle est bien secondée, le malade sera bientôt dégagé de la position critique dans laquelle il se trouvait. Je crois néanmoins devoir dire et avertir qu'il faut s'attendre

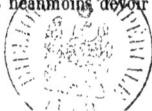

le plus souvent à des effets produits par la saignée, qui paraissent plus ou moins alarmans; ainsi, certains malades tombent en syncope; d'autres, au contraire, entrent dans une fureur si grande qu'il faut les retenir de vive force pour prévenir les fâcheuses conséquences qu'il en résulterait. Au lieu de s'alarmer de ces divers symptômes, on doit être certain qu'ils sont l'avant-coureur des bons effets de la saignée, pourvu toutefois qu'on s'en tienne strictement aux règles que j'établirai ci-après, à ce sujet, au chapitre du traitement.

ARTICLE 2e. — *Des Vomitifs.*

Les vomitifs contribuent aussi considérablement à expulser le virus cholérique ; mais il faut bien prendre garde dans l'emploi de ce remède, car toute espèce de vomitif ne saurait produire le même résultat; qu'on ne s'y trompe pas, toute l'économie du cholérique est pour ainsi dire en combustion, voilà pourquoi tout vomitif irritant ordonné en pareil cas favoriserait l'action du poison au lieu de la paralyser ou de l'anéantir. Je conseille donc très-expressément de ne faire usage que de mon vomitif numéro 1.

ARTICLE 3e. — *Des Purgatifs.*

Les purgatifs, comme on doit le penser, contribuent aussi, dans une grande proportion, à l'expulsion du poison cholérique par alimentation; ce que nous venons de dire à l'article précédent s'applique également au purgatif; ainsi on ne fera usage que du purgatif n° 2.

ARTICLE 4e. — *Des Lavemens.*

Les lavemens sont aussi un remède plus important qu'on ne pense pour obtenir l'expulsion du poison cholérique formé soit par alimentation, soit par absorption ou respiration; en conséquence on ne sera pas avare de ce remède, mais je conseille strictement les lavemens prescrits aux nos 3, 4 et 5.

ARTICLE 5. — *Des Sudorifiques.*

Qui ne connaît point le rôle important que jouent les sudorifiques pour favoriser l'expulsion des humeurs qui peuvent contrarier l'économie; aussi ce remède est excellent et facilite plus qu'on ne pense l'expulsion du poison cholérique, qui s'est introduit par la voie de l'absorption et de l'inspiration. Le n° 9 indique le sudorifique à employer à l'intérieur et le n° 10 celui qu'il faut employer à l'extérieur.

ARTICLE 6e. — *Des Frictions.*

Tout le monde sait que les frictions, surtout quand elles sont bien dirigées, attirent à l'extérieur l'excédant du calorique qui s'était concentré dans les organes nobles. Les frictions sont donc les grands auxiliaires des expulsifs ; j'indique au n° 15 la nature de ces frictions.

ARTICLE 7ᵉ. — *Des Vésicatoires.*

Les vésicatoires servent aussi à attirer insensiblement les humeurs aux parties auxquelles ils sont appliqués, mais il ne faut les employer qu'après la cessation des symptômes inflammatoires.

ARTICLE 8ᵉ. — *Des Calmans et anti-spasmodiques.*

Ces remèdes servent à calmer et à relâcher les organes qui ont été attaqués; ils sont employés généralement après l'expulsion du poison. On emploiera toujours les calmans décrits aux nᵒˢ 6 et 7.

ARTICLE 9ᵉ. — *Des Emolliens.*

Ainsi que l'indique ce mot, les émolliens servent à ramollir les organes irrités par le poison, et ils contribuent en conséquence à neutraliser l'action de ce poison et à éteindre l'inflammation qu'il provoque.

CHAPITRE 6ᵉ.

Du traitement à employer auprès des cholériques par absorption ou inspiration.

Il ne suffit point d'avoir sous les yeux la nature des divers remèdes que nous avons indiqués, il faut encore en connaître la juste application; et, pour atteindre ce but, il est important de bien apprécier les divers degrés de la maladie que l'homme de l'art est appelé à reconnaître. Nous avons déjà dit que le choléra peut nous attaquer ou par la voie alimentaire ou par la voie de l'absorption et inspiration. En conséquence les symptômes ne seront pas toujours les mêmes : ce ne sera donc qu'après un examen bien attentif de l'homme de l'art auprès du malade, qu'il parviendra à reconnaître les véritables symptômes de la maladie, et ces symptômes même varient suivant le temps plus ou moins long qui s'est écoulé depuis le moment de l'invasion jusqu'à celui où le médecin est appelé auprès du malade. Afin de bien saisir les nuances de ces divers symptômes nous divisons en quatre périodes le choléra par absorption et inspiration.

1ʳᵉ *Période du choléra par inspiration.*

Malaise général, pesanteur et douleur de tête, frissons entre les deux épaules, oppression de poitrine et pouls fréquent.

1ʳᵉ *Période du choléra par absorption.*

Si l'absorption a eu lieu par les parties supérieures du corps, on remarquera les mêmes symptômes que ceux qui viennent d'être décrits; mais si au contraire l'absorption a eu lieu par les parties inférieures, les malades éprouvent une froideur très-grande aux pieds et cette froideur gagne insensiblement tout le reste du corps à mesure que le poison est charrié par le sang à la région du cœur. Les malades dans ces deux cas doivent être traités de la manière suivante : Il faut, aussitôt que ces symptômes se seront manifestés, faire coucher le malade dans un lit qu'on aura préalablement bien bassiné, on l'enveloppera d'une couverture de laine appliquée sur la peau et on aura de suite recours au sudorifique n° 10. Le pot ou récipient qui contiendra ce sudorifique sera mis dans le lit de manière que la vapeur monte directement à la poitrine du malade, lequel, comme on doit le comprendre, pour recevoir cette vapeur tiendra une position convenable et sera aussi couvert que possible. Le malade conservera cette position, quoique un peu pénible, autant de temps qu'il le pourra, et au moins jusqu'à ce qu'une sueur abondante se sera déclarée ; alors seulement on retirera le pot du lit et on administrera de suite la tisane n° 9. Il faut entretenir cette sueur pendant 24 heures au moins ; après ce temps, on changera la chemise du malade, après l'avoir bien chauffée. Après cela, le malade gardera le lit pendant trois ou quatre jours ; il fera usage pendant ce temps de la tisane n° 11 ; il pourra prendre du bouillon préparé avec la viande de mouton ou de bœuf ou de poule. Arrivé à sa convalescence, le malade se tiendra bien sur ses gardes tant que durera l'influence épidémique ; car il est bien certain qu'une rechûte pourrait lui être très-fatale.

2° Période du choléra par absorption et inspiration.

Le virus cholérique n'est pas aperçu facilement à la première période, car ce poison n'a pas encore eu le temps d'envahir les organes nobles. Mais il n'en est pas ainsi à la deuxième période, puisqu'on remarque déjà dans le malade les symptômes suivans : la langue sèche et enflammée, le pouls très-fréquent et concentré, la respiration difficile, une grande contraction des muscles, la douleur et les frissons plus intenses et un commencement de crampes. On procédera préliminairement par les frictions n° 18 et, après ces frictions, on provoquera les sueurs par le procédé indiqué à la première période. Si on n'obtient pas de suite une forte transpiration, il faut s'empresser de faire pratiquer une saignée abondante. Dès que la réaction se fera sentir, on administrera la tisane n° 9, et si la réaction attendue n'arrivait pas bientôt on ne doit pas craindre de réitérer la saignée ; car il est certain que l'on doit combattre un ennemi redoutable, et je le répète, on ne pourra l'expulser que lorsqu'on sera parvenu à obtenir une sueur générale. Qu'on ne s'alarme point de la position plus ou moins critique dans laquelle peut se trouver le malade après la saignée. Nous ne saurions trop recommander tous les soins et attentions que réclame le malade dans de pareils momens ; en conséquence on prendra toutes les précautions nécessaires pour obtenir une transpiration sans laquelle l'état du cholérique pourrait devenir désespérant, et, dès que cette transpiration sera arrivée, les précautions à prendre pour la favoriser et l'entretenir ne sauraient jamais être assez grandes. On ne doit point perdre de vue que la saignée ne pourra produire son effet merveilleux que lorsqu'elle sera suivie d'une transpiration très-abondante. Il est aisé de concevoir que plus il s'est écoulé du temps depuis l'inoculation du poison, et plus les organes sont attaqués ; c'est pourquoi on tiendra le malade dans un état de transpiration pendant deux jours au moins, et on lui donnera de temps en temps les tisanes n° 11 et n° 12. Après ces deux jours, on pourra lui donner le bouillon préparé avec la viande de veau ou de poulet ; et si l'on voit la langue du malade un peu chargée, sa convalescence sera plus rapide en le purgeant avec la potion n° 2 pendant deux ou trois jours consécutifs.

3° Période.

Le malade atteint du choléra à sa troisième période , réclame les secours les plus prompts et les plus actifs. On reconnaît que le cholérique est à sa troisième période quand il est en proie aux souffrances cruelles qu'il éprouve dans toutes les parties de son corps, que presque tous ses muscles se contractent, qu'un froid presque général s'empare de toutes ses parties, que sa langue est sèche, enflammée et violacée, que sa face présente une teinte livide ou plombée, que ses yeux sont profondément enfoncés, que sa voix, quoique aiguë, est tremblante, et qu'enfin sa respiration est précipitée et entrecoupée, et par dessus tout qu'il est dévoré par une soif ardente.

En présence de symptômes aussi tristes, il faut de suite appliquer les frictions n° 18 et envelopper le malade avec une couverture de laine. On lui administre, de temps en temps, la tisane de fleur de tilleul et on place dans le lit plusieurs cruchons remplis d'eau bouillante. Dès que la moindre réaction se fera sentir il faut s'empresser de pratiquer une abondante saignée , et comme il arrive souvent qu'à cette période le mouvement ordinaire du sang a été paralysé par l'effet du poison, la saignée peut devenir alors bien difficile et, dans ce cas, l'évacuation doit être secondée par des frictions appliquées sur les bras. Il est certain qu'après cette saignée le malade se trouvera considérablement soulagé et qu'une sueur abondante ne manquera pas d'arriver. Si, après quelques heures de repos , de nouvelles crampes viennent assaillir le malade, il faut répéter la saignée ; les douleurs cesseront et les sueurs reprendront leur cours. On maintient ces sueurs pendant trois ou quatre jours et on ne donne au malade que de la tisane de tilleul et du bouillon de poulet ou de veau. Si malgré l'adoption des remèdes que nous venons d'énumérer le malade venait encore à éprouver du malaise, il serait bon et nécessaire de le purger pendant trois jours consécutifs, avec le purgatif n° 2, et de lui administrer des lavemens n° 5. Il doit garder rigoureusement le lit pendant plusieurs jours et jusqu'à ce qu'il sente renaître ses forces, et, pendant tout ce temps, on le tiendra au bouillon de poulet et aux tisanes n°s 11, 12 et 13.

4° Période.

Les symptômes qui annoncent cette quatrième période sont terribles et désespérans ; en effet, le cholérique est en proie à toute l'action du poison. Les symptômes algides et cyanodermiques qui s'offrent aux yeux du médecin en sont une preuve incontestable ; ces symptômes sont occasionnés par la grande concentration du calorique et la presque carbonisation du système veineux. L'état d'abattement général dans lequel se trouve le malade à cette quatrième période indique clairement que le poison rongeur triompherait bientôt du malheureux souffrant , si une main habile et courageuse ne venait l'attaquer de suite ; en conséquence, on ne saurait mettre trop d'empressement pour attirer le calorique à l'extérieur, tant en employant les frictions n° 18 , qu'en faisant usage des cruchons d'eau bouillante et de la tisane de fleur de tilleul. Si, par ces moyens, on peut ramener la chaleur aux bras , il faut pratiquer de suite une saignée abondante; mais si le cholérique est dans son état presque d'insensibilité, il faut lui appliquer les révulsifs n° 12 et ne rien négliger pour obtenir l'évacuation du sang veineux, et dès que ce sang commencera à couler, il faut continuer les frictions et faire prendre au malade un peu de tisane de fleur de tilleul. Avec toutes ces précautions, on est sûr que l'évacuation du sang sera plus facile, et la réaction ne tardera pas long-temps à arriver ; alors le malade sera traité de la même manière qu'il a été déjà dit à la troisième période.

CHAPITRE 7e.

Traitement des cholériques par alimentation.

Le choléra par alimentation peut aussi venir nous surpendre au moment le moins attendu ; et, quoique nous soyons d'avis qu'on peut faire usage de toute sorte de nourriture, néanmoins, sous les restrictions ci-dessus indiquées, on ne saurait jamais porter assez d'attention dans l'inspection qu'on doit faire, soit des légumes, soit des fruits pendant l'influence épidémique, avant de les porter à la bouche, sinon on peut être facilement exposé à être attaqué du choléra par alimentation, et ce cas arrivant, voici le traitement à suivre. Ce traitement doit être aussi exécuté selon le degré d'intensité du mal ; car ce mal sera plus ou moins intense suivant les diverses fonctions que les alimens auront pu subir ; en conséquence, nous diviserons en quatre stades le choléra par alimentation.

1re STADE.

Si on remarque que les alimens que l'on mastique n'ont pas le goût ordinaire et relatif à ces alimens suivant leur nature , on doit les rejeter et se rincer de suite la bouche avec un mélange de parties égales d'eau et de vignaire.

2e STADE.

Si, malgré les précautions qu'on a dû employer, il arrive qu'on ait mangé des alimens qui contenaient quelque germe de poison, on en sentira de suite les effets dès que les alimens arriveront à l'estomac ; car le malade sera en proie à de forts vomissemens et à des douleurs terribles à la région épigastrique. Il faut s'empresser de faire prendre au cholérique plusieurs verres du vomitif n° 1, jusqu'à ce que l'estomac soit entièrement débarrassé de toutes les matières qu'il pouvait contenir. Si, malgré l'expulsion de ces matières, les douleurs persistaient encore, on administrera au malade, et par cuillerées, la potion n° 7 ; ou bien on lui fera prendre un bol de la tisane n° 8, dans laquelle on fera tomber trois ou quatre gouttes de laudanum ; et si les douleurs étaient toujours opiniâtres, on fera une application au creux de l'estomac de 20 à 24 sangsues ; et puis on appliquera les compresses de l'émollient n°

5. Dans quelque état que se trouve alors le malade, et douze heures après qu'on lui aura administré le vomitif, il faut employer le purgatif n° 2 pendant trois jours consécutifs, et le soir du dernier jour on lui donnera quelques lavemens n° 5. A mesure que les purges produisent leur effet, on fera prendre au malade un léger bouillon de veau ou de poulet.

3ᵉ Stade.

Plus le poison a eu le temps d'attaquer les organes, plus les symptômes en sont frappans. Il suffit presque toujours, dans la première et surtout dans la seconde stade, d'expulser le poison et de suivre rigoureusement le régime indiqué pour n'avoir pas à craindre des conséquences fâcheuses ; il n'en est pas de même dans la troisième stade. Le poison ayant trompé la surveillance du pylore a envahi le duodenum, et cet important organe, se trouvant aux prises avec un pareil ennemi, non seulement cherche à se défendre, mais, afin de le combattre, il appelle à son secours tous les autres organes qui sont en rapport direct avec lui ; ainsi le foie et le pancréas se trouvent presqu'aussitôt dans un état extraordinaire d'excitation ; de là viennent ces grands tiraillemens d'entrailles, ces terribles vomissemens, ces diarrhées colliquatives accompagnées de crampes et de douleurs insupportables : une soif inaltérable, la langue sèche et enflammée, un pouls vibrant et précipité accompagnent encore ces terribles symptômes. Un symptôme bien digne de remarque dans les 2ᵉ et 3ᵉ périodes et stades du cholérique, c'est le grand mouvement convulsif du globe de l'œil et la dilatation de la pupille. Les premiers moyens à prendre dans des momens aussi désespérés sont d'expulser le plus promptement possible le poison qui est la cause de tant de désordres. La nature elle-même indique qu'elle fait tous ses efforts pour chasser un ennemi terrible qui est venu l'attaquer ; mais tous ses efforts seraient impuissans si on ne venait lui porter de suite les secours les plus prompts ; en conséquence on fera avaler au malade plusieurs verres du vomitif n° 1, jusqu'à ce que le poison soit entièrement neutralisé ou totalement expulsé. Si les souffrances continuent, il faut faire de suite l'application sur le ventre des compresses n° 4, et on administrera aussitôt, à des intervalles raisonnables, des lavemens aussi n° 4. Si, malgré l'emploi de ces remèdes, les crampes ne disparaissaient point, et s'il survenait au contraire d'autres symptômes plus alarmans, une forte saignée est dans ce cas de la plus grande nécessité. Il arrive presque toujours que la saignée, même quand elle est bien dirigée, est suivie d'une abondante transpiration ; on favorisera cette transpiration avec la tisane de fleur de tilleul, et on continuera de soumettre le malade au même régime que celui qui a été déjà prescrit.

4ᵉ Stade.

Si le poison n'a pas pu être paralysé ou expulsé du duodenum par les prompts secours qu'on devait apporter au malade, ce poison sera de suite transporté dans la citerne chilifère et s'emparera bientôt des organes les plus nobles ; c'est alors que la nature redouble tous ses efforts et attire, mais en vain à son secours, toutes les forces de l'économie. Un froid glacial des extrémités supérieures et inférieures, comme aussi de la face et de la langue, sont les symptômes les plus certains que le poison a dompté tous les efforts de la nature. C'est surtout dans des momens aussi critiques qu'on doit s'empresser de porter les secours les plus prompts, et quoique l'homme de l'art, indépendamment de la présence des symptômes que nous venons d'énumérer, remarque la face du malade entièrement contractée et décomposée, le globe de l'œil fixe et renversé en haut, et un abattement général, il ne doit pas hésiter un seul instant à employer les frictions n° 18 ; après cette opération, il faut envelopper le malade avec la couverture de laine et placer de suite les cruchons d'eau bouillante dans le lit, et, malgré le froid glacial qui s'est emparé de toute l'économie, la saignée est indispensable. Il est vrai de dire que, dans une telle circonstance, le sang, se trouvant presque toujours coagulé, sort goutte à goutte ; mais l'emploi des frictions, des sinapismes et l'usage de la tisane sudorifique, ramènent petit-à-petit le calorique, et l'évacuation du sang se fait alors plus facilement. Il faut qu'après la saignée, surtout si la réaction se fait sentir, que le malade ne soit jamais abandonné à lui-même. On ne saurait prendre assez de précautions pour l'empêcher de commettre la moindre imprudence.

On favorisera la transpiration autant que possible pendant trois ou quatre jours au moins ; à cet effet, on fera prendre, de temps en temps, au malade une petite tasse de fleur de tilleul; on lui donnera, toutes les deux ou trois heures, trois ou quatre cuillerées de bouillon de poulet ou de veau bien dégraissé. On lui administrera, de l'eau n° 5, deux ou trois lavemens par jour et on lui appliquera des compresses sur le ventre de la même eau. On le purgera au quatrième jour avec le purgatif n° 2. Si le malade a encore la diarrhée, on ne le purgera que deux jours consécutifs; si au contraire les diarrhées ont disparu, on le purgera pendant quatre ou cinq jours. Si, malgré les compresses au ventre, les lavemens n° 5, les tisanes rafraîchissantes et enfin le léger bouillon de poulet, les diarrhées étaient toujours persistantes, on appliquerait alors deux vésicatoires à la partie interne des cuisses et on donnerait au malade la tisane n° 14 ; il prendra des lavemens n° 6 et on lui appliquera sur le ventre les compresses n° 4 ; on donnera aussi, de temps en temps, au malade quelques cuillerées de bouillon de veau ou de poulet bien dégraissé. Après huit ou neufs jours de ce traitement, on pourra administrer les crêmes n°s 15, 16 et 17. Ces malades doivent être soignés avec beaucoup de prudence; il ne faut point se rendre à leurs exigences. Le désir qu'ils manifestent de vouloir manger à chaque instant vient de l'excitation causée par l'état de corrosion où se trouve la membrane muqueuse qui tapisse les organes digestifs. Il est donc très-important de faire subir au malade un régime très-adoucissant et très-peu nutritif jusqu'à ce que l'homme de l'art puisse être certain que les organes digestifs ont repris leur état normal. Nous terminons ce dernier article en observant que la moindre imprudence commise par un malade dont le choléra serait arrivé à la 4e stade, et surtout pendant sa convalescence, pourrait l'amener au tombeau.

CHAPITRE 8e. — *Convalescence des cholériques.*

Nous avons suffisamment démontré qu'on ne saurait apporter trop de soins dans l'exécution du traitement d'un cholérique, surtout au début de sa maladie ; car nous avons vu que la moindre imprudence pourrait détruire les effets des remèdes qui auraient été administrés. La convalescence d'un cholérique, qu'on se le persuade bien, n'exige pas moins de précautions. Cette maladie a occasionné un grand désordre dans les organes digestifs; il faut donc du temps pour que ce désordre puisse être réparé. Le convalescent s'abstiendra de manger des alimens qui lui seraient nuisibles; il ne fera usage que d'un bouillon de veau, de poule ou de mouton, encore faut-il que ce bouillon soit dégraissé pendant les premiers jours de sa convalescence. Il pourra faire très-volontiers usage des crêmes n° 15, 16 et 17. Il boira les tisanes d'orge, de riz ou de pain pendant douze ou quinze jours. Il prendra de temps en temps des lavemens n° 5. Il ne faut point chercher à obtenir de suite la cicatrisation des plaies provenant de l'application des révulsifs; il faut, au contraire, favoriser, pendant un certain temps, l'écoulement de ces plaies, attendu que cet écoulement contribuera beaucoup à la purification du sang altéré par le choléra et à la cicatrisation des plaies intérieures que son invasion avait occasionnées. En dernier lieu, le convalescent s'abstiendra rigoureusement de s'exposer au grand air surtout le matin et le soir, et à mesure qu'il sentira ses forces renaître il diminuera insensiblement l'usage des remèdes qu'il doit prendre pendant sa convalescence; mais il sera aussi sobre que possible, c'est-à-dire qu'il doit manger avec modération et réserve et éviter toute sorte d'excès; en un mot le convalescent ne doit jamais perdre de vue que la moindre imprudence qu'il commettrait pourrait avoir pour lui les conséquences les plus funestes. C'est une erreur de croire que l'on soit désormais à l'abri du choléra par cela seul qu'on l'a eu une fois; certaines gens trop crédules, partant de cette croyance qui est pour eux un fait accompli, pourraient s'écarter des règles hygiéniques que nous avons tracées; car en admettant même, ce qui pour nous est une chimère, que le choléra ne puisse pas attaquer deux fois le même individu, le convalescent doit toujours se rappeler que les désordres que le choléra a occasionnés dans toute son économie ont été si grands que le moindre écart qu'il ferait, pendant sa convalescence, pourrait facilement donner lieu à d'autres maladies sérieuses, que l'homme de l'art le plus expérimenté combattrait avec peine à cause du dépérissement des forces d'un convalescent cholérique.

CHAPITRE UNIQUE.

Remèdes à employer pour le traitement des cholériques.

Recette N° 1.

Eau tiède un verre; huile d'olives une cuillerée ordinaire.

Recette N° 2.

Huile de ricin 18 grammes; sirop de chicorée 20 grammes: délayez le tout ensemble avec suffisante quantité d'eau chaude.

Recette N° 3.

Huile de ricin 20 grammes; sirop de chicorée 24 grammes; eau de mauves quantité suffisante : délayez le tout.

Recette N° 4.

Une poignée de graine de lin, quatre ou cinq petites têtes de pavot, ou soit une seule des plus grosses qu'on divisera en petits morceaux après en avoir bien enlevé la graine : faites bouillir le tout ensemble dans un vase contenant à peu près deux litres d'eau, et après un quart-d'heure d'ébullition, passez à travers un linge.

Recette N° 5.

Faites bouillir pendant un quart-d'heure, dans un vase contenant deux litres d'eau, une bonne poignée de graine de lin, dans lequel vase vous ajouterez ensuite une bonne poignée de pariétaire et une autre de feuilles de mauve, laissez bouillir encore pendant quelque temps et passez le tout à travers un linge.

Recette N° 6.

Faites bouillir dans un vase, contenant deux litres d'eau, une poignée de son de seigle; passez à travers un linge et délayez dans cette eau deux ou trois blancs d'œuf.

Recette N° 7.

Eau de camomille un litre; sirop de fleurs d'oranger 90 grammes ; laudanum liquide de Sidenam quatre gouttes pour chaque verre. Il faut bien faire attention de ne point verser plus de gouttes de laudanum que celles qui sont prescrites, si on ne veut point s'exposer à obtenir un résultat contraire à celui qu'on doit attendre d'un pareil remède.

Recette N° 8.

Faites bouillir un litre d'eau, et aussitôt que cette eau sera en ébullition vous y mettez en infusion une pincée de camomille ou bien une pincée de thé indigène ; vous boucherez exactement le pot et vous le retirerez de suite du feu : vous ferez usage de cette tisane aussitôt que le malade pourra la supporter.

Recette N° 9.

Infusion de la fleur de tilleul : préparation comme au n° 8.

Recette N° 10.

Faites.bouillir de l'eau dans un vase assez grand dans lequel vous y mettrez, en infusion, une forte poignée de fleur de sureau, et faites-en de suite l'usage prescrit.

RECETTE N° 11.

Faites bouillir deux litres d'eau dans lesquelles vous aurez mis auparavant une poignée de riz : faites bouillir pendant un quart-d'heure, passez à travers un linge, sucrez et mettez-y du jus de citron modérément.

RECETTE N° 12.

Prenez une bonne poignée d'orge que vous aurez soin de laver dans l'eau bien chaude et vous préparerez ensuite cette tisane comme la précédente. Si le malade avait de la répugnance pour le goût du citron vous pouvez le supprimer sans inconvénient.

RECETTE N° 13.

Prenez quelques racines de guimauve, détachez-en la peau extérieure, coupez ces racines à petits morceaux, faites bouillir pendant un quart-d'heure dans un vase contenant deux litres d'eau au moins, ajoutez ensuite une poignée de feuilles de mauve : faites bouillir un demi-quart-d'heure de plus, passez le tout à travers un linge et sucrez à volonté.

RECETTE N° 14.

Prenez une ou deux poignées de son de seigle, que vous mettrez dans un vase contenant deux litres d'eau, que vous ferez bouillir pendant un quart d'heure ; passez le tout à travers un linge, délayez ensuite dans cette eau trois ou quatre blancs d'œuf ; après cette opération vous ajouterez sirop de coing 90 grammes, eau de fleur d'oranger 15 grammes.

RECETTE N° 15.

Prenez une bonne poignée d'avoine mondée, que vous mettrez dans un vase contenant un demi-litre d'eau environ ; faites bouillir pendant un quart d'heure ; ajoutez ensuite une laitue ; faites bouillir de nouveau jusqu'à parfaite cuisson ; passez le tout à travers un tamis ou passoire et sucrez à volonté.

RECETTE N° 16.

Prenez une poignée de riz, faites bouillir jusqu'à ce qu'il soit réduit en pâte, passez à travers le tamis et sucrez à volonté.

RECETTE N° 17.

Prenez une croûte de pain de 1re qualité, faites bouillir avec quantité suffisante d'eau, passez à travers le tamis et délayez-y un jaune d'œuf.

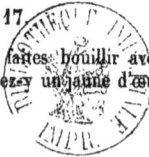

3

Recette N° 18.

Faites chauffer une quantité suffisante de vinaigre aussi bon que possible, tenez-le auprès du malade, humectez des draps de laine de ce vinaigre et pratiquez les frictions convenables; humectez ces draps à mesure qu'ils en auront besoin.

Observation importante.

Les frictions doivent être faites avec prudence et délicatesse; car ce n'est point en entamant la peau du malade, comme on ne le fait que trop malheureusement en pareil cas, qu'on parviendra à rétablir l'équilibre et à ramener par conséquent le calorique; mais bien en dirigeant les frictions, ainsi que nous l'avons dit, avec beaucoup de délicatesse et de telle manière que ces frictions ne puissent pas causer de nouvelles souffrances au malade. Il est certain que par ces moyens on obtiendra plus facilement une transpiration bien plus naturelle, et dès qu'elle se sera prononcée on cessera insensiblement les frictions et alors on favorisera cette transpiration par les moyens que nous avons déjà indiqués.

Recette N° 19.

Prenez quantité suffisante de moutarde fraîchement pilée, délayez avec de l'eau bien chaude jusqu'à ce qu'elle ait la consistance du miel, étendez cette pâte par une couche égale, sur un linge, et appliquez-la de suite sur la peau.

Autre observation non moins importante.

Si l'usage des sinapismes est un puissant auxiliaire, de même que les frictions, pour aider la nature à combattre un ennemi qui l'attaque, il faut cependant que ces remèdes soient employés avec beaucoup de réserve et de précautions; car il arrive souvent que tous ces remèdes irritans, soit à l'extérieur, soit à l'intérieur, contrarient plutôt la nature qu'ils ne la favorisent.

Tels sont les remèdes que nous venons d'indiquer et que nous avons constamment employés avec beaucoup de succès pendant l'épidémie. Avant de terminer ce chapitre nous croyons devoir engager les personnes, qui se trouveraient éloignées d'une pharmacie, de se munir des objets suivans, du moment que la moindre influence épidémique se ferait sentir dans le pays.

Une seringue ou un clyso-pompe, un flacon de laudanum, deux ou trois litres de vinaigre aussi bon que possible, une couverture de laine au moins, de la graine de moutarde noire 200 grammes, de la graine de lin en quantité suffisante, de la fleur de tilleul, de la camomille, du thé indigène aussi en quantité suffisante et une douzaine de petites têtes de pavôt. Ces petites provisions, qui peuvent être à la portée de tout le monde, seront être d'un secours plus grand qu'on ne saurait le penser.

De même que tous mes confrères, j'ai eu aussi ma part de malades à soigner dans la dernière invasion du choléra dans notre pays. Pendant les premières études pratiques de ma jeunesse, j'avais eu déjà occasion d'étudier les caractères bizarres de cette cruelle maladie, dans les hôpitaux de Barcelonne où je fesais mes premières épreuves pendant les années 1833 et 1834.

La pratique que j'ai acquise aujourd'hui m'a secondé dans mes études ; aussi je crois avoir atteint le but que je m'étais proposé, de trouver les moyens de combattre le terrible fleau cholérique, et en effet l'expérience vient de me convaincre que j'ai réellement atteint ce but important. Je puis donc assurer que l'emploi et l'usage des remèdes que j'ai indiqués, tout simples qu'ils puissent paraître, produisent les résultats les plus merveilleux : témoins presque tous les cholériques que j'ai été appelé à voir et que j'ai guéris, n'importe le degré d'intensité de la maladie, par mon traitément. Je pourrais, au besoin, faire connaître et le nombre et les noms de tous les cholériques dont j'ai obtenu la plus parfaite guérison par l'emploi du traitement énoncé; mais je crois devoir m'en dispenser. Il n'appartient maintenant qu'au public d'apprécier le fruit de mes études et de me juger.

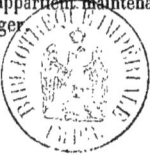

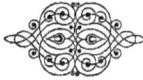

Perpignan, impr. de A. Tastu.

www.ingramcontent.com/pod-product-compliance
Lightning Source LLC
Chambersburg PA
CBHW050446210326
41520CB00019B/6100